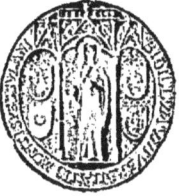

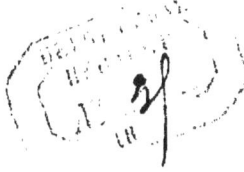

Le

Procédé en Vanne

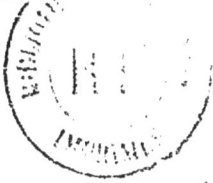

dans

l'Opération de l'Entropion

MONTPELLIER
Firmin, Montane et Sicardi

LE
PROCÉDÉ EN VANNE

DANS

L'OPÉRATION DE L'ENTROPION

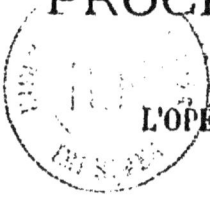

LE
PROCÉDÉ EN VANNE

DANS

L'OPÉRATION DE L'ENTROPION

PAR

Noël BONNEFOY

DOCTEUR EN MÉDECINE

AIDE DE CLINIQUE OPHTALMOLOGIQUE A LA FACULTÉ DE MÉDECINE DE MONTPELLIER
INSPECTEUR OCULISTE ADJOINT DES ÉCOLES COMMUNALES

MONTPELLIER
IMPRIMERIE FIRMIN et MONTANE
MONTANE, SICARDI ET VALENTIN, SUCCESSEURS
3, Rue Ferdinand-Fabre et Quai du Verdanson
1911

PERSONNEL DE LA FACULTÉ
Administration

MM. MAIRET (✳)........ Doyen
SARDA............ Assesseur
IZARD............ Secrétaire

Professeurs

Clinique médicale . . . . MM. GRASSET (✳).
Chargé de l'enseign^t de pathol. et thérap. génér.
Clinique chirurgicale . . . . TÉDENAT (✳).
Thérapeutique et matière médicale. . . . HAMELIN (✳)
Cliniquemédicale. . . . . CARRIEU.
Clinique des maladiesmentales et nerv. MAIRET (✳).
Physique méd^cale . . . . IMBERT.
Botanique et hist. nat. méd. . . . . . . GRANEL.
Clinique chirurgicale . . . . FORGUE (✳).
Clinique ophtalmologique. . . . . TRUC (✳).
Chimie médicale. . . . . VILLE.
Physiologie . . . . HEDON.
Histologie . . . . VIALLETON.
Pathologie interne. . . . . DUCAMP.
Anatomie. . . . . GILIS (✳).
Clinique chirurgicale infantile et orthop. ESTOR.
Microbiologie . . . . RODET.
Médecine légale et toxicologie . . . . . SARDA.
Clinique des maladies des enfants . . . BAUMEL.
Anatomie pathologique. . . . . BOSC.
Hygiène. . . . . BERTIN-SANS (H.)
Pathologie et thérapeutique générales . . RAUZIER.
Chargé de l'enseignement de la clinique médicale.
Clinique obstétricale. . . . . VALLOIS.

Professeurs adjoints : MM. DE ROUVILLE, PUECH, MOURET
Doyen honoraire : M. VIALLETON
Professeurs honoraires : MM. E. BERTIN-SANS (✳), GRYNFELTT
M. H. GOT, *Secrétaire honoraire*

Chargés de Cours complémentaires

Clinique ann. des mal. syphil. et cutanées MM. VEDEL, agrégé.
Clinique annexe des mal. des vieillards. . VIRES, agr. libre
Pathologie externe. . . . . LAPEYRE, agr. lib.
Clinique gynécologique. . . . . DE ROUVILLE, prof.adj.
Accouchements.. . . . . PUECH, Prof. adj.
Clinique des maladies des voies urinaires JEANBRAU, agr. libr.
Clinique d'oto-rhino-laryngologie . . . . MOURET, Prof. adj.
Médecine opératoire. . . . . SOUBEYRAN, agrégé.

Agrégés en exercice

MM. GALAVIELLE   MM. LAGRIFFOUL.   MM. DERRIEN
VEDEL   GAUSSEL   MASSABUAU.
SOUBEYRAN   RICHE   EUZIÈRE.
GRYNFELTT Ed. CABANNES   LECERCLE.
LEENHARDT   DELMAS (Paul)   FLEIG chargé des fonct

Examinateurs de la Thèse

MM. TRUC, *président.* | RICHE, *agrégé.*
FORGUE, *professeur.* | FLEIG, *chargé des fonctions.*

La Faculté de Médecine de Montpellier déclare que les opinions émises dans les Dissertations qui lui sont présentées doivent être considérées comme propres à leur auteur : qu'elle n'entend leur donner ni approbation, ni improbation

MEIS ET AMICIS

N. BONNEFOY.

LE
PROCÉDÉ EN VANNE

DANS

L'OPÉRATION DE L'ENTROPION

INTRODUCTION

L'entropion, inversion, renversement de la paupière en dedans, siège généralement à la paupière supérieure mais parfois aussi à la paupière inférieure.

Il est spasmodique, cicatriciel ou mixte. L'entropion est spasmodique chez les vieillards amaigris, secs, à peau flasque, à œil cave, à état lacrymal latent ou avéré, en un mot chez les « brachydermiques » (Truc) ; enfin chez les lacrymaux dont la blépharite chronique alimente le blépharospasme qui fait s'enrouler le bord palpébral.

Cette forme d'entropion siège ordinairement à la paupière inférieure. En dehors de son étiologie et de son siège de prédilection, elle ne diffère en rien de la seconde forme au point de vue traitement et relève des indications de l'opération par le procédé en vanne.

N'ayant en vue dans notre étude que le traitement de

l'entropion et du trichiasis cicatriciel, plus particulièrement trachomateux, nous ne nous étendrons pas davantage sur cette première forme.

L'entropion cicatriciel se montre en général à la paupière supérieure et affecte de préférence les adultes.

Le pemphigus, la diphtérie, les brûlures, les traumatismes, les corps étrangers sont à l'origine de l'entropion cicatriciel ; mais la cause la plus prochaine, celle qui se
rencontre le plus souvent, c'est le trachome.

Le trachome siège sous la paupière supérieure et amène
l'incurvation du tarse en arrière par la rétraction cicatricielle de la conjonctive. Dans les cas graves, le tarse lui-
même est fortement intéressé et montre une voussure con-
vexe en avant.

Cette incurvation produit une incurvation de même sens
du bord libre des paupières et des cils qui s'y trouvent implantés. Bientôt le bord palpébral lui-même se modifie :
aigu, à arêtes vives à l'état normal, il s'arrondit, s'émous-
se, s'atrophie finalement sous l'influence de la traction
exercée par la conjonctive rétractée et par la pression du
globe oculaire.

Parallèlement la direction des cils est changée ; ils se
dirigent en bas et en arrière au contact de la cornée et de-
viennent ainsi, par un frottement permanent, la cause
d'une irritation cornéenne néfaste.

Un pas de plus et l'entropion se produit, c'est-à-dire que
tout le bord palpébral s'incurve en arrière et que la peau
tend à s'enrouler en dedans. L'étoffe (la peau) devient
plus abondante que la doublure (la conjonctive rétractée)
et de ce fait, comme un vêtement mal doublé, elle s'incurve
en arrière.

Nous n'entrerons pas dans le détail de toutes les complications qu'entraînent l'entropion et le trichiasis : on

sait quelle en est la gravité et l'on comprend que depuis la plus haute antiquité ont ait cherché à y remédier.

Les procédés opératoires ont pour but d'agir sur :

les voies lacrymales ;
la muqueuse ;
le tarse ;
le muscle orbiculaire ;
la peau ;
ou, par une action combinée, sur toute la paupière.

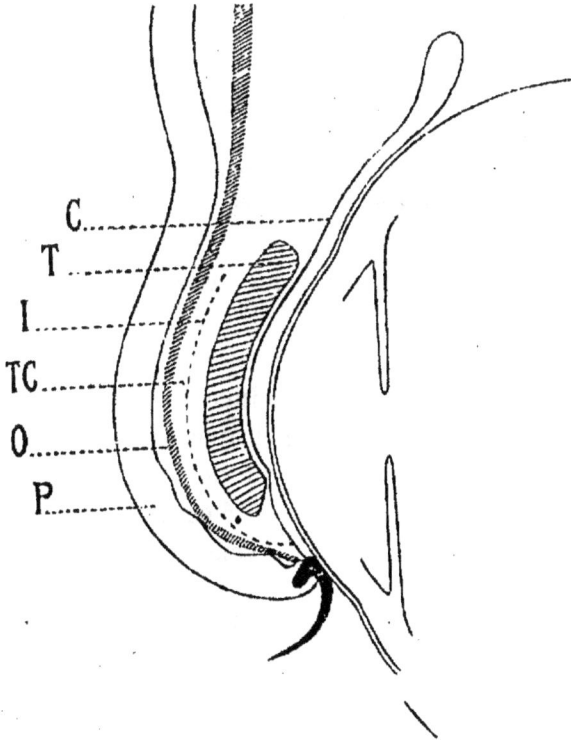

Figure 1. — Schématique.
Entropion de la paupière supérieure avec trichiasis.

P. Peau. — O. Orbiculaire. — TC. Tissu conjonctif lâche. — I. Ligne d'incision intermarginale. — T. Tarse. — C. Conjonctive palpébrale.

Comme nous allons le voir, dans une description sommaire des différents procédés, la plupart laissent dans l'ombre l'une ou l'autre de ces indications ; et c'est ce qui fait la valeur du procédé en vanne que de les remplir toutes.

Le nombre des procédés est fort grand ; aussi, pour la commodité de l'exposition, les diviserons-nous, suivant la caractéristique de leur technique, en cinq groupes :

Procédés destructeurs.

Procédés éversifs.

Procédés par relèvement.

Procédés autoplastiques.

Procédés en vanne.

Tout d'abord, nous avons l'épilation ciliaire, pratiquée depuis les temps anciens, avec son caractère tout transitoire, car les cils repoussent et drus et durs. L'épilation, qu'elle soit électrolytique ou mécanique, sera, comme l'ablation margino-ciliaire, réservée pour les cas où l'on veut agir seulement sur quelques cils, vicieusement implantés ou dirigés.

Les éversifs cutanés sont d'un excellent emploi quand ils redressent la paupière en sens inverse et que les points de suture peuvent amener une cicatrisation dans le même sens. Les cautérisations peuvent de même redresser la paupière inversée ; mais le procédé est aveugle, car on ne peut doser l'effet ; aussi le réservons-nous pour les cas légers.

Le procédé éversif tarsien, remis en honneur par Anagnostakis, Panas, Snellen, en excisant, en prisme, un morceau du tarse après incision de la peau et du muscle, est un excellent procédé en ce que le tarse reprend sa position première, mais incomplet en ce que le bord ciliaire reste atrophié.

Les procédés releveurs-marginaux d'Actius, Jaesche, Arlt, les procédés autoplastiques de Watson, Gayet, Junghen, sont aussi fort bons et répondent à de nombreuses indications, notamment lorsque, à la suite de brûlures, de gommes, d'ulcères des paupières, il n'y a plus assez d'étoffe.

Et enfin, le procédé en vanne du professeur Truc, que nous allons décrire tout au long.

Dans un premier chapitre, nous en tracerons brièvement l'historique ; au chapitre deuxième, nous nous étendrons assez longuement sur la préparation du malade, sur l'instrumentation, bref sur tous les soins pré-opératoires.

Dand le chapitre III, après avoir décrit l'anatomie de la région, nous exposerons les différents temps de l'opération.

Le chapitre IV traitera des suites et le chapitre V des résultats opératoires.

Enfin, dans le chapitre VI, avec es avantages, nous tracerons les indications et les contre-indications du procédé.

Nous n'avons transcrit que quelques observations seulement, préférant grouper en un tableau synoptique tous les cas d'opérations d'entropion par le procédé en vanne que nous avons pu recueillir à la clinique ophtalmologique de Montpellier.

CHAPITRE PREMIER

HISTORIQUE

Ce fut pour contenir la coque de prothèse dans l'ectropion *ex vacuo* que le professeur Truc fut amené à créer le procédé en vanne (1895). Frappé de l'imperfection des procédés classiques, M. Truc chercha un procédé qui pût créer une bordure marginale recouvrant la peau comme un rebord, une cavité conjonctivale assez considérable, et qui permit en outre de remonter les cils surbaissés.

Dans un premier cas, il tenta, sans résultat durable, d'agrandir par greffe la cavité conjonctivale. Dans un autre cas (1896), il créa un large rebord marginal et le bon résultat persista. « C'était chez une jeune femme présentant, à la suite de la variole, une rétraction cicatricielle exophtalmique des deux paupières du côté droit énucléé, à laquelle je fis aussi une incision intermarginale à la paupière supérieure et j'appliquai dans l'espace cruenté un gros lambeau cutané en anse de panier (comme dans le double procédé de Gayet ou le procédé de Junghen pour l'ectropion granuleux) ; j'obtins un bourrelet marginal qui pouvait maintenir l'œil artificiel. » (Truc).

Dans plusieurs autres cas, il fut impuissant à assurer le port d'une coque d'émail et c'est alors que le professeur Truc imagina son procédé en vanne.

Primitivement dirigée contre l'ectropion *ex vacuo*,

l'opération fut ensuite, devant les résultats obtenus, appliquée à toutes les variétés d'ectropion.

En mars 1898, à la suite des résultats excellents qu'elle lui donnait dans tous les cas d'ectropion, le professeur Truc eut l'idée de pratiquer son opération dans l'entropion avec trichiasis. Le malade était un granuleux qui présentait du trichiasis des deux paupières inférieures avec atrophie du bord marginal ; le résultat fut remarquable.

En avril et en juin 1899, un trichiasique de la paupière inférieure droite et un autre granuleux des deux paupières inférieures furent traités de la même façon, toujours avec le même succès. C'en était assez pour considérer le procédé en vanne comme ayant fait ses preuves et il n'existait plus aucune raison de ne pas l'employer dans l'entropion de la paupière supérieure.

Etendu à cette dernière affection, ce procédé a été, en effet, si parfait dans ses résultats, qu'il nous paraît, ainsi qu'à son auteur, mériter désormais la première place dans le choix d'un traitement à diriger contre l'entropion et le trichiasis.

CHAPITRE II

TECHNIQUE PRÉ-OPÉRATOIRE

§ I. — Préparation du malade.

Il est de toute nécessité, et cela se comprend parfaitement, de soigner son malade avant de l'opérer ; aussi
l'examinerons-nous au triple point de vue général, régional et local.

Traitement général. — Au point de vue général, nous
tiendrons compte de l'état des forces du sujet, nous refu-
sant d'intervenir dans de mauvaises conditions générales,
comme nous nous abstiendrons chez les gens très âgés.

Nous dépisterons toutes les causes de nature générale
qui peuvent avoir une action localisée sur l'œil et compro-
mettre le succès définitif au moment de l'opération.

L'état du cœur, des poumons, des reins sera soigneusement vérifié au cas où une anesthésie générale serait nécessaire.

L'état des voies digestives sera aussi soigneusement
noté, et nous combattrons la constipation éventuelle par
des moyens appropriés.

A la clinique ophtalmologique de Montpellier, les malades proviennent de cinq départements du Midi, et sont, de
ce fait, doués d'un grand nervosisme qu'il est nécessaire

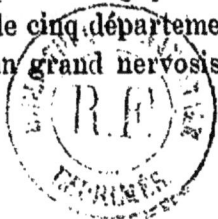

2

de traiter avant l'acte opératoire. Régulièrement, systématiquement, pourrait-on dire, on leur fait prendre du bromure les jours qui précèdent l'opération, sous forme de bromidia au tiers, à raison de deux à quatre cuillerées par jour. Dans ces conditions, nos malades supportent très facilement, sans anesthésie générale, des opérations fort douloureuses.

On n'oubliera pas non plus de faire pratiquer au malade ce qu'il est convenu d'appeler la gymnastique pré-opératoire : fermer les yeux sans serrer les paupières, se moucher sans effort, relâcher les muscles du visage, etc.

Enfin, une thérapeutique qu'il est toujours sage d'instituer est la thérapeutique morale. Nos granuleux trichiasiques, continuellement exposés à toutes sortes de complications, ont un moral souvent atteint, qu'il est nécessaire de réconforter. Cette action particulière est toujours pratiquée à la Clinique, et nous sommes souvent surpris des résultats merveilleux que l'on peut ainsi réaliser.

Traitement régional. — Régionalement, notre attention se portera du côté du nez, des joues et plus particulièrement des voies lacrymales.

Tous les granuleux sont des lacrymaux latents ou avérés, et tous les trichiasiques présentent forcément de l'état lacrymal, soit que l'entropion empêche mécaniquement le drainage naturel des larmes ou que l'atrophie du bord palpébral ait intéressé les voies et les points lacrymaux et, partant, favorisé la stase lacrymale.

Faute d'assurer la perméabilité de conduits lacrymaux, nous nous exposons à des accidents inflammatoires consécutifs, car nous ne perdrons pas de vue que nos malades sont plus ou moins atteints de lésions secondaires à leur affection.

Notre attention sera attirée, à plus forte raison, du côté des voies lacrymales lorsque le sujet présentera une inflammation aiguë ou chronique du sac et des conduits.

Le professeur Truc, dans ses leçons cliniques comme dans sa prat'que journalière, insiste tout particulièrement sur ce traitement préalable, et systématiquement établit un traitement lacrymal approprié chez tous les sujets en instance d'opération.

Nous ferons donc un cathétérisme lacrymal à tous nos futurs opérés ; des sondages répétés, des instillations, des lavages à l'eau oxygénée à tous ceux qui présentent de la dacryocystite. Enfin, on se trouvera bien, dans de nombreux cas, d'inciser les points lacrymaux.

Traitement local. — Localement, nous assurerons la guérison ou l'amélioration de toutes les affections causales de l'entropion et du trichiasis. Nos granuleux seront convenablement traités et ne seront opérés qu'après que toute affection secondaire, telle que kératite, iritis, etc., aura disparu.

Les blépharites, les conjonctivites que présentent si fréquemment, presque toujours même, nos trichiasiques, seront aussi guéries et ce n'est que débarrassés de toute lésion locale que nous opèrerons nos malades.

§ 2. — PRÉPARATION DU CHAMP OPÉRATOIRE.

Avant de procéder à l'opération, généralement la veille, le sujet est soumis à un nettoyage soigneux de toute la région : savonnage, brossage, à la brosse douce, du front, des tempes, des joues, des paupières ; nettoyage des bords palpébraux, des culs-de-sac conjonctivaux, des

cils, etc. Un protargolage au pinceau de ces derniers, sans
être absolument indispensable, sera pourtant utile.

Un pansement aseptique sec est ensuite appliqué sur
la région et maintenu en place par un bandage jusqu'au
moment de l'opération, où une asepsie tout aussi rigoureuse est encore pratiquée.

§ 3. — INSTRUMENTATION.

L'instrumentation est relativement simple ; une asepsie rigoureuse sera naturellement exigée, les instruments,
les tampons de coton, les liquides de lavage, les collyres
seront au préalable stérilisés à l'étuve ou à l'autoclave.

Les instruments nécessaires sont :

1° Un bistouri à un seul tranchant, étroit et effilé ;

2° Une pince à griffes ;

3° Une plaque de Jaeger, en métal de préférence :

4° Un porte-aiguille ;

5° Trois fils à deux chefs enfilés de deux aiguilles cour-
bes ;

6° Deux autres fils à une aiguille ;

7° Deux harpons.

§ 4. — ANESTHÉSIE.

Les bords palpébraux possèdent une sensibilité exquise,
qui demeure entière bien après que cornée et conjonctive
ont cessé de réagir à la douleur lors d'une anesthésie locale ; aussi semblerait-il qu'une anesthésie générale fût
nécessaire dans le procédé en vanue.

Par ailleurs, notre malade, à l'encontre des opérations

sur le globe, n'aura pas à nous aider de mouvements volontaires, la résolution musculaire étant la seule chose que nous exigions de lui. L'anesthésie générale se comprend donc, et d'ailleurs la plupart des praticiens y ont recours dans les opérations de ce genre.

Cependant, devant le danger toujours possible d'un accident chloroformique, devant l'encombrement du champ opératoire, notre maître s'abstient le plus possible de cette pratique. Presque toutes les opérations sur les paupières et même presque toutes les opérations d'ophtalmologie sont faites sans anesthésie générale à la clinique de Montpellier.

Il est certain qu'une maîtrise particulière, un grand entraînement, la rapidité du coup de bistouri, permettent au professeur Truc de se contenter de l'anesthésie locale et de faire aussi bien et aussi vite. Il est certain aussi que le bromidia, le traitement moral pré-opératoire sont pour beaucoup dans la réalisation du tour de force de rendre moins sensibles nos turbulents méridionaux, qu'on accuse de réagir toujours avec exagération.

Si on se décide à pratiquer l'anesthésie générale, un aide sera délégué dans cette fonction souvent délicate, tant par la responsabilité qu'elle comporte que par la difficulté de chloroformiser sans gêner l'opérateur ni ses aides immédiats. Cet aide se placera, de préférence, en face de l'opérateur ; l'anesthésie obtenue, pour laisser le champ libre, il se contentera de la maintenir en versant du chloroforme goutte à goutte sur un masque spécial, à manche, épousant la forme des narines et de la bouche.

Si l'habitude aidant, on se contente de l'anesthésie locale, on se servira de cocaïne en solution à 1 pour 200, ou mieux, de stovaïne, de novocaïne, au même titre de solution.

Préalablement, un quart d'heure au moins, on insensibilisera la cornée et la conjonctive par des instillations répétées de cocaïne en solution à 1 pour 100. Puis on pratiquera dans l'épaisseur de la paupière, en passant par le bord libre, une injection de la solution choisie avec une seringue de Pravaz. Une première injection de quelques gouttes est poussée, l'aiguille est ensuite retirée. L'aiguille est à nouveau poussée en plein tissu anesthésié et en injecte une nouvelle quantité d'anesthésique. L'opération est répétée autant de fois que le comporte la longueur du tracé d'incision que l'on veut faire.

Une pareille pratique, méthodiquement conduite, produit une anesthésie largement suffisante pour toute la durée de l'opération.

La région palpébrale étant fortement vascularisée et saignant volontiers, on pourra se bien trouver d'ajouter quelques gouttes d'adrénaline, en solution à 1 pour 1000, à son liquide d'injection : l'adrénaline assurera une hémostase provisoire, parfois suffisante pour toute la durée de l'acte opératoire avant que le stade de vaso-dilatation ne se produise.

§ 5. — POSITION DU CHIRURGIEN ET DES AIDES.

Nous ne pouvons énoncer de règles fixes à ce sujet ; cependant, l'expérience de notre maître nous permet de conseiller à l'opérateur de se placer à droite et en arrière du sujet quand il opère un entropion de la paupière supérieure, et à gauche lorsqu'il interviendra sur la paupière inférieure. Son aide direct se mettra du côté opposé, à côté du chloroformisateur, qui doit s'effacer le plus possible.

Au deuxième temps de l'opération, sur la paupière inférieure, un second aide, sans être indispensable, sera utile
pour tenir les crochets qui maintiennent béante aux extrémités la ligne d'incision intermarginale.

Il est inutile d'insister sur l'asepsie parfaite des mains
de l'opérateur et des aides, asepsie que l'on obtiendra par
un savonnage, un brossage énergique à l'eau et au savon
blanc, et que l'on complètera par l'immersion dans un
liquide antiseptique, sublimé au 1/1000, lysol, etc., etc.,
au choix de l'opérateur, en évitant pourtant les solutions
visqueuses qui peuvent nuire à la précision de l'acte opératoire.

Le malade ne sera introduit dans la salle d'opération
qu'au dernier moment, pour lui éviter la vue de tous les
préparatifs.

La table sera orientée de façon à ce que le jour arrive
par les pieds du malade allongé.

CHAPITRE III

TECHNIQUE OPÉRATOIRE

Toutes les précautions prises, le malade convenablement préparé, endormi ou localement anesthésié, une asepsie parfaite réalisée sur le champ opératoire et les mains, les aides à leur place et sachant exactement leur rôle, on peut commencer l'opération.

Celle-ci consiste en :

1° Une section intermarginale rétro-ciliaire d'une longueur double de celle du trichiasis, d'une profondeur en rapport avec l'entropion ;

2° Une élévation musculo-cutanée en vanne ;

3° Une fixation capitonnée muco-cutanée avec deux ou trois fils de soie à deux aiguilles, au centre et sur les parties latérales.

Une étude succincte de l'anatomie de la région, en fixant les idées, nous fera mieux comprendre le glissement en vanne.

§ 1. — ANATOMIE DE LA RÉGION

La paupière est composée de quatre couches que l'on peut grouper en deux lames : une lame antérieure musculo-cutanée, une lame postérieure tarso-conjonctivale, qui sépare un tissu conjonctif lâche.

La lame antérieure comprend : la peau, très mince, et
le muscle orbiculaire, sorte de peaucier aplati situé sous
la peau à laquelle il adhère intimément.

La lame postérieure se compose aussi de deux couches : le tarse et la conjonctive. Le tarse est le squelette
de la paupière, il est plus volumineux à la paupière supérieure qu'à l'inférieure. Sur sa face antérieure, le long de
son bord supérieur, s'insère le muscle releveur de la paupière supérieure ; son bord adhérent se continue en haut
par le fascia et latéralement par les ligaments palpébraux.
La conjonctive est solidement unie au tarse.

Les deux couches principales de la paupière sont réu-
nies par un tissu conjonctif lâche et privé de graisse, qui
permet le facile clivage de la paupière : c'est dans cette
partie que cheminera notre bistouri. Au voisinage du bord
palpébral libre, cette laxité des tissus d'union disparaît ;
en effet, la peau y est solidement unie au tarse par un
tissu conjonctif résistant qui concourt à la composition
de ce bord libre.

Les bords libres des paupières sont des surfaces étroi-
tes et planes, qui s'accolent exactement lorsque les paupières sont closes. Ces surfaces sont limitées par des arêtes, en avant et en arrière ; l'arête antérieure, ou angle
palpébral antérieur, est arrondie et donne insertion aux
cils ; l'arête postérieure est nette, taillée comme à l'em-
porte-pièce et présente immédiatement en avant une série
unique de petits points qui sont les orifices des canaux
excréteurs des glandes de Meibomius. La partie comprise
entre l'angle antérieur et l'angle postérieur constitue le
liseré intermarginal ; une fine ligne grise, parallèle aux
deux bords, la divise en une moitié antérieure et une moitié postérieure. Cette ligne grise nous servira de tracé
de notre future incision.

Le bord palpébral libre s'étend en dehors jusqu'à la commissure externe, en dedans jusqu'au point lacrymal dont la situation répond à la limite interne du tarse.

Dans l'entropion et le trichiasis, le plateau intermarginal n'existe presque plus, il est considérablement atrophié, le bord palpébral postérieur a perdu son arête vive, il est arrondi, mousse et enroulé en dedans, Le point lacrymal a suivi le mouvement d'enroulement et ne baigne plus dans le lac lacrymal.

Le bord antérieur est souvent macéré, toujours infiltré, les cils qui s'y implantent sont petits, courts, raides, vivent mal, car les follicules ciliaires sont atteints.

Le procédé en vanne rétablira ces différentes parties dans leurs rapports normaux : il refera un plateau intermarginal ou tout au moins construira un solide rempart qui empêchera les cils de frotter en arrière sur la cornée ; il rétablira le point lacrymal dans sa position primitive ; il diminuera l'ampleur de l'étoffe (la peau) pour que la doublure (la conjonctive) ne tende plus à l'attirer en dedans ; il redressera mécaniquement le tarse quand la convexité pathologique de ce dernier ne sera pas trop accusée.

§ 2. — PREMIER TEMPS.

La technique diffère pour le premier temps suivant que l'on s'adresse à la paupière supérieure ou à la paupière inférieure, suivant que le trichiasis est total ou partiel, c'est-à-dire qu'il intéresse une partie plus ou moins longue du plateau palpébral.

A. *Paupière supérieure.* — La paupière est retournée sur la plaque en métal de Jaëger, placée en dessous et maintenue par un aide dans cette position ; on peut encore ne pas la retourner et la faire tendre par l'aide sur la plaque placée contre l'œil. On peut enfin opérer sans plaque en retournant simplement la paupière.

Si l'on se sert de la plaque, elle sera placée profondément dans le cul-de-sac correspondant et confiée à un aide dont le rôle est aussi important que pénible. Ce rôle consiste à maintenir, de la main droite s'il s'agit de l'œil droit, de la main gauche s'il s'agit de l'œil gauche, la plaque de Jaëger fortement appliquée contre la face profonde de la paupière supérieure, qu'il comprime en la soulevant loin de l'œil pour assurer l'hémostase. De sa main restée libre, l'aide tiendra des tampons pour éponger le sang qui s'écoule en nappe.

B. *Paupière inférieure*. — Le chirurgien se tiendra de préférence à gauche de l'opéré et l'aide à droite. La plaque de métal sera profondément enfoncée dans le cul-de-sac inférieur et l'aide la maintiendra en la soulevant pour assurer l'hémostase par compression.

Avant de tracer sa ligne, l'opérateur doit se rendre un compte exact : 1° de la situation des cils déviés ou de leur ancien point d'implantation s'il y a du madarosis ; 2° de la situation du bord postérieur émoussé, qu'il repèrera par la ligne qui joint les orifices des canaux des glandes de Meibomius.

Sa ligne d'incision repérée, l'opérateur, armé d'un bistouri fin, à lame étroite et effilée, trace sa ligne d'incision en partant de la commissure externe, chemine en arrière et parallèlement à la ligne des cils, en suivant, autant que possible, la direction de la ligne grise qui sépare le plateau palpébral en deux portions. Ce tracé doit être à peine ébauché, c'est-à-dire que l'opérateur ne le trace pas trop profondément, pour pouvoir y revenir au cas où le bistouri aurait cheminé à travers les cils.

Ce temps est délicat, car l'incision doit passer exactement en arrière des cils. On conçoit aisément que la vanne postérieure qui sera abaissée, pour constituer au devant de l'œil un rempart qui le protège, ne contienne aucun élément de lésion de la cornée. L'opérateur devra donc mettre toute son attention à bien partager la paupière en deux vannes, une antérieure (par rapport à l'œil) qui renferme tous les cils, une postérieure qui n'en renferme aucun.

La longueur de la ligne d'incision sera en rapport avec l'importance du trichiasis, mais devra toujours en dépasser les limites du double. Si le trichiasis est total, la ligne intéressera toute la longueur du plateau palpébral et s'étendra le plus loin possible du côté des commissures. En dedans, elle affleurera le point lacrymal, en dehors la commissure externe. Quelques auteurs vont même jusqu'à pratiquer systématiquement une canthoplastie externe pour se mettre plus sûrement à l'abri d'une récidive. C'est compliquer inutilement le procédé ; cependant, on peut y avoir recours lorsque les paupières présentent du phimosis ; c'est qu'alors une opération par le procédé en vanne pur ne donnerait pas un résultat durable, une récidive survenant presque fatalement et à brève échéance.

Lorsque le trichiasis est partiel, soit médian, soit latéral en dehors ou en dedans, notre ligne d'incision aura comme longueur le double de la longueur du bord palpébral présentant du trichiasis. En dedans, notre ligne dépassera la limite de la partie atteinte de la moitié de la longueur totale du trichiasis ; il en sera de même en dehors.

Le tracé de la ligne d'incision convenablement fait,

l'opérateur le reprend à son début et dissèque lentement la lèvre antérieure de la plaie opératoire, ce qui l'amène au deuxième temps.

§ 3. — DEUXIÈME TEMPS.

Si le premier temps est délicat, le deuxième l'est encore davantage, car en sa parfaite exécution réside toute la réussite de l'opération. On ne saurait le faire avec trop de soins, sous peine de voir se produire de fâcheuses récidives.

Nous avons dit succinctement que ce deuxième temps devait amener le dédoublement de la paupière en deux vannes.

L'aide étale la paupière sur la plaque de Jaëger et la tendra, assurant ainsi et l'hémostase et la parfaite rectitude de la ligne d'incision. Il lui faut, presque simultanément, éponger le sang qui afflue sous le couteau, masquant à l'opérateur le chemin à parcourir, tendre la lèvre postérieure de la plaie sur la plaque et démasquer la ligne d'incision en attirant en arrière la vanne postérieure.

Généralement à la clinique ophtalmologique, notre maître fait intervenir un deuxième aide pour l'accomplissement de ce temps opératoire. Celui-ci, armé de deux crochets, deux harpons, placés aux deux extrémités de la ligne d'incision, attire la plaie en sens contraire aux deux bouts. Ce deuxième aide, bien qu'utile, n'est pas absolument indispensable ; on peut, en effet, réaliser la manœuvre avec une pince à griffes ou au moyen de deux ou trois fils passés en anse dans la lèvre postérieure. Ces fils seront suffisamment espacés pour que leur traction simul-

tanée porte régulièrement en bas toute l'étendue de la
vanne. L'avantage de procéder au moyen de harpons
réside en ce que les lèvres de la plaie ne sont pas meur-
tries par la forcipressure des pinces, ou coupées par les
fils de soie. Or, il y a toujours intérêt à ne pas réaliser de
traumatisme qui puisse influencer la cicatrisation ultérieure et rendre disgracieux notre nouveau plateau palpébral.

Ce pendant, le chirurgien, la pince à dissection de la
main gauche, le bistouri de la droite, dissèque la lèvre
antérieure (par rapport à lui) en suivant le mieux possible le plan de clivage constitué par le tissu conjonctif
lâche qui sépare le tarse du muscle orbiculaire.

Ce clivage, facile sur une paupière normale, le sera
moins sur une paupière entropionnée, qui tend toujours
à s'enrouler et qu'une inflammation antérieure a plus ou
moins modifiée.

La dissection faite sur une petite profondeur. le bistouri est enfoncé *perpendiculairement* à la ligne d'incision, à travers ce même tissu conjonctif lâche. Enfoncé
perpendiculairement, le bistouri est retiré obliquement en
sectionnant les tissus en avant, puis enfoncé à nouveau,
et ainsi de suite par un mouvement de scieur de long, jusqu'au moment où, arrivé à la limite interne de l'incision,
il est retiré perpendiculairement. On évitera, durant ce
temps, avec le plus grand soin, de transfixer la paupière
et de faire sortir son couteau, soit sur la peau, soit sur la
conjonctive.

On s'assure ensuite que les extrémités des vannes sont
bien libérées, au besoin en les retouchant à nouveau.

Le professeur Truc insiste sur cette direction rectiligne
à donner aux côtés externe, interne et supérieur des vannes ; il est nécessaire que ces côtés soient perpendiculai-

res entre eux pour constituer un quadrilatère, qu'ils ne se rejoignent pas suivant une courbe pour ne pas gêner la mobilisation prochaine des deux vannes.

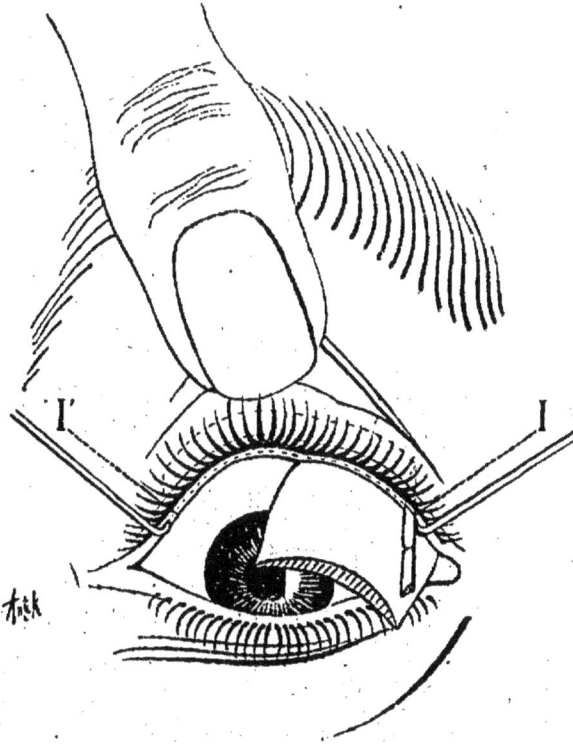

Figure 2. — Demi-schématique.
Deuxième temps, dédoublement de la paupière.
I-I', Ligne d'incision rétro-ciliaire.

Quelle est la profondeur à donner à nos deux vannes ? Elle doit correspondre au degré d'entropion de la paupière ; plus l'entropion est prononcé, plus la profondeur à atteindre doit être grande ; c'est là un point capital pour la parfaite réussite de l'intervention.

La section intermarginale doit atteindre le niveau du bord adhérent du tarse dans les cas moyens, et le dépasser toujours dans les cas d'entropion un peu prononcé. Le procédé en vanne a comme but de redresser secondairement le tarse ; il est donc nécessaire que le plastron cicatriciel sous-cutané soit le plus étendu possible pour qu'il puisse comprimer définitivement la voussure du tarse et redresser ce dernier.

C'est là un écueil à éviter ; il faut donc ne pas craindre de trop accentuer la séparation en profondeur de la paupière. La mobilisation des deux vannes est d'autant plus facile que leur hauteur est plus grande ; un excès ne nuit nullement aux suites opératoires puisque la cicatrisation ultérieure vient y remédier, tandis qu'un défaut, tout en gênant le glissement, risque de courber en avant la limite supérieure d'accolement des deux vannes et empêcher le redressement du tarse.

Par ce deuxième temps, nous avons obtenu : 1° une lame comprenant la peau et le muscle orbiculaire : c'est la vanne antérieure (par rapport à l'œil) ; une deuxième lame, qui comprend le tarse et la conjonctive : la vanne postérieure.

§ 4. — TROISIÈME TEMPS.

Les deux vannes nettement séparées sur la largeur voulue et à une profondeur en rapport avec le degré d'entropion, il nous reste à les faire glisser l'une sur l'autre et à les fixer dans leur nouvelle position. Pour l'entropion de la paupière supérieure, on abaissera la lame postérieure (par rapport à l'œil) et l'on fera monter la lame antérieure. Pour la paupière inférieure, on pratiquera la manœuvre inverse.

Pour faire glisser les vannes, on peut, si l'on a passé
des fils pour exécuter le deuxième temps, user de ces fils
pour attirer la lame tarso-conjonctivale ; en tirant méthodiquement sur les fils, on peut aisément amener la vanne
à la hauteur voulue.

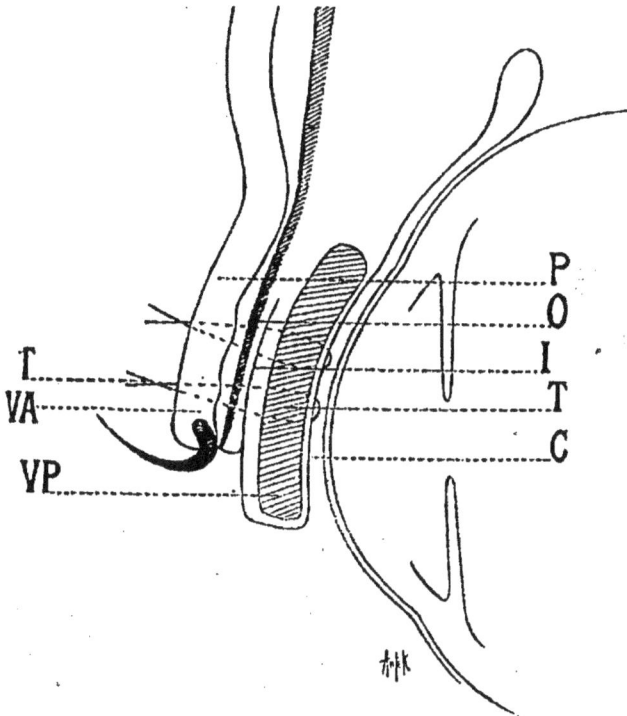

Figure 3. — Schématique.
Glissement des vannes et blépharopexie.

VA. Vanne antérieure. — VP. Vanne postérieure. — F. Suture muco-cutanée. —
P. Peau. — O Orbiculaire.— I. Ligne d'incision inter marginale.— T. Tarse —
C. Conjonctive palpébra'e.

Ce mouvement de glissement des vannes doit être très
accentué, de façon à obtenir sur toute la longueur de la
ligne d'incision un ectropion considérable et d'autant plus
accentué que le tarse est plus incurvé et que l'entropion est

3

plus marqué. On met ainsi à découvert une large surface qui peut mesurer cinq à six millimètres et parfois même davantage. Au premier abord, immédiatement après l'opération, l'effet est disgracieux et même inquiétant pour les malades, mais cette exagération est nécessaire pour constituer, par bourgeonnement, une barrière élevée, solide, définitive contre le retour des cils en arrière. D'ailleurs, l'angoisse des malades tombe vite, comme nous le signalerons aux suites opératoires.

Les deux vannes placées en bonne position, l'hémostase étant complète et le souci de l'infiltration de la paupière éloigné par le tamponnement intelligent de l'aide durant tout l'acte opératoire, on peut procéder à la fixation définitive par un capitonnage de la paupière.

Suivant le résultat cherché, indiqué d'ailleurs par le degré de l'entropion, on placera deux, trois ou un plus grand nombre de fils. Un entropion partiel ne nécessitera que deux points de suture, un entropion total sera maintenu par trois fils.

Prenons comme exemple le cas d'un entropion occupant la presque totalité de la paupière supérieure. Nous placerons trois fils, chargés chacun de deux aiguilles, l'un au milieu du tiers moyen, les deux autres vers les extrémités des vannes, à égale distance du premier. Commençant par la suture du milieu, l'opérateur soulève, délicatement, avec une pince tenue de la main gauche, la vanne postérieure et, de la main droite, au moyen du porte-aiguille, il fait pénétrer un chef du fil par la face conjonctivale de la lame postérieure, plus ou moins loin du bord marginal, suivant l'effet à obtenir. L'aiguille traverse la conjonctive, puis le tarse et vient émerger au niveau de la face antérieure de ce dernier. Soulevant alors la lame antérieure, l'opérateur fait pénétrer la même aiguille d'arrière en avant dans cette lame musculo-cutanée et la fait sortir sur la peau le plus près possible de son bord inférieur.

L'autre chef du fil, chargé sur une seconde aiguille, pénètre de la même manière à travers les deux lames et vient sortir tout à côté du premier sur la peau. Il est nécessaire que les deux aiguilles suivent un chemin très rapproché, leurs points d'entrée et d'émergence doivent être aussi voisins que possible, pour ne pas risquer de mortifier une trop grande portion de tarse. S'il en était autrement, cette portion de tarse ainsi comprise entre les deux brins de fil se plisserait au moment de la striction du nœud, ce qui amènerait une incurvation nouvelle du tarse avec tous les risques d'une récidive.

Les autres fils aux extrémités sont placés de façon identique.

Les fils sont ensuite noués en avant par un nœud de chirurgien, soit sur un bourrelet de coton ou sur un petit drain, soit, d'une façon plus simple, directement sur la peau de la vanne antérieure. Notre maître procède généralement de cette dernière manière et il n'a jamais vu, modérant la striction, les fils couper les tissus.

CHAPITRE IV

SOINS CONSÉCUTIFS ET SUITES OPÉRATOIRES

Nous avons peu parlé, intentionnellement, pour ne pas encombrer le sujet, de la façon dont on procède à l'hémostase pendant l'opération.

Les paupières saignent, malgré l'injection préalable de coca-adrénaline ; cependant, durant l'acte opératoire, on ne s'en inquiète que bien peu. Chaque fois qu'il le peut, sans gêner l'opérateur, l'un ou l'autre aide comprime la paupière sur la plaque de métal ou tamponne à demeure.

Avant de passer ses fils, il est avantageux de pratiquer une compression méthodique pendant quelques minutes pour éviter l'infiltration de toute la paupière.

Si l'on opère les deux paupières dans la même séance, cela se peut sans inconvénient même en l'absence d'anesthésie générale, il est prudent de faire cette compression régulière sur la paupière opérée la première pendant qu'on opère la seconde.

L'opération terminée, on procède à une toilette soignée du champ opératoire, qu'on irrigue avec du sérum physiologique stérilisé, ou une solution chlorurée sodique légèrement hypertonique et l'on passe au pansement. Un pansement humide aseptique est en tous points préférable, mais on peut préalablement saupoudrer les surfaces mises à nu avec une poudre antiseptique finement porphyrisée, l'iodoforme par exemple, si l'on a quelque sujet de craindre une infection d'origine opératoire.

L'opéré fermera les yeux sans serrer les paupières.

Le pansement humide sera fait de morceaux de coton placés ou non entre deux rondelles de gaze ; plus épais à l'angle interne de l'œil, il ira en s'amincissant vers l'angle externe.

Enfin, un monocle simple ou double, fait avec une bande de gaze, maintiendra les pièces du pansement, tout en assurant une compression suffisante.

Pour maintenir l'humidité du pansement, il est préférable de l'humecter à plusieurs reprises dans le courant de la journée sans défaire les bandes plutôt que d'interposer une toile imperméable. Les malades se trouvent très bien de cette façon de procéder et réclament d'eux-mêmes qu'on les mouille.

Ce pansement absorbe les sécrétions et le sang épanché.

Les suites opératoires sont des plus simples. Le deuxième jour, le pansement est renouvelé ; il est généralement souillé par le sang qui a lentement transsudé des surfaces cruentées et par les sécrétions conjonctivales (il ne faut pas oublier que notre malade est généralement un granuleux). On s'assure ainsi que les paupières ne sont pas mécaniquement ectropionnées, que les cils n'ont pas une direction vicieuse, que rien ne vient blesser l'œil, enfin que ce dernier ne réagit pas trop sous le pansement occlusif. On fait la toilette des cils, de la conjonctive, de la plaie opératoire, en évitant soigneusement l'emploi de substances kératolytiques. S'il est nécessaire, on instille de l'atropine.

Ce deuxième pansement est encore humide, de la même façon que le premier ; cependant, il sera moins souvent humecté.

Le sixième jour, on enlèvera les fils avec une pince fine et des ciseaux pointus ; on ne laissera pas l'anse dans les tissus et on sectionnera un des chefs au ras de la peau pour ne pas faire pénétrer dans l'intérieur les germes nocifs qui ont pu se déposer sur la ligature.

On peut encore enlever le fil du milieu le quatrième jour et laisser les autres jusqu'au sixième.

Les fils enlevés, suivant l'aspect de la cicatrisation, on appliquera soit un pansement humide, soit un pansement sec.

Pendant les heures qui suivent l'opération, le malade ressent une douleur sourde au niveau de son tarse dénudé, mais bientôt, sous l'effet du pansement humide, elle disparaît et il est rare que vers le soir notre patient se plaigne encore. Quand la cicatrisation est normale et aseptique, il ne doit pas y avoir de douleur.

L'absence des suites pénibles du sommeil chloroformique, l'ingestion continuée de bromidia donne au malade une quiétude appréciable. Sa tranquillité nous est un sûr garant de la réussite, encore que la façon dont on capitonne les vannes nous mette à l'abri des ruptures de suture avec tous les ennuis d'une reprise opératoire.

Le malade peut donc se lever, sans inconvénient, même le premier jour ; vers le dixième ou le quinzième, la cicatrice est solide et il sort guéri ou en bonne voie de guérison.

CHAPITRE V

RÉSULTATS OPÉRATOIRES

Les suites opératoires sont donc des plus simples, les complications exceptionnelles ; nous allons voir que les résultats opératoires, immédiats et lointains, sont excellents tant au point de vue esthétique que fonctionnel, anatomique et pathogénique.

Il est certain qu'au point de vue esthétique, immédiatement après l'opération, l'effet produit est des plus disgracieux, inquiétant même pour le malade. En effet, nous avons sous les yeux une large surface cruentée, rouge, haute de cinq à six millimètres, un rebord palpébral interne fortement ectropionné (nous avons vu que c'était un élément du succès), aspect peu fait pour enthousiasmer. Bientôt la scène change ; cette large surface cruentée devient moins grande, se couvre de bourgeons charnus qui diminuent la séparation, absolue au premier abord, des deux vannes. Huit jours après l'opération, déjà la paupière est redevenue normale, et le malade, effrayé les jours précédents, est étonné du changement survenu si rapidement. Plus tard, l'aspect devient encore plus satisfaisant. la paupière est normale, le bourrelet postérieur, mis comme un garde-fou contre la cornée pour empêcher l'incursion des cils, constitue un bord palpébral postérieur à

peine plus épais que normalement. La fente palpébrale
s'est agrandie et change l'expression du regard. C'est
là un avantage appréciable, car l'on ne sait ce qui fait le
plus plaisir aux malades de la guérison de leur infirmité
fonctionnelle ou de la restitution de leur physionomie
première.

Ce point de plastique intéresse notre maître au plus
haut point ; c'est une considération de ce genre qui lui
a fait, primitivement, créer le procédé en vanne dans
l'ectropion, non pas tant à cause de l'esthétique pur
qu'à cause du côté social de la question. Il faut guérir cer-
tes, mais il faut en même temps que la jeune fille puisse se
marier, le manouvrier s'embaucher, etc., chose bien difficile si l'opération défigure ou ne corrige pas la physionomie.

Tous les opérés que nous avons pu revoir ou à qui nous
avons écrit sont unanimes à se trouver heureux du résultat esthétique obtenu : c'est là un solide critérium.

Que dire des résultats fonctionnels ? Ils ne le cèdent
en rien aux précédents. Les cils sont replacés en position
régulière, et il est bien rare, si ce n'est à la suite d'une
faute de technique, de les voir se diriger de nouveau vers
la cornée. L'ectropion compensateur qui fait suite à l'opération a disparu, et la paupière, nettement redressée, présente un nouveau et véritable plateau marginal. Ce plateau, que seul le procédé en vanne peut nous donner naturel, rend à la paupière la véritable fonction de son bord,
celle de rendre parfaite l'occlusion des paupières. Lubréfié
des sécrétions des glandes de Moll, de Zeiss et de Meibomius, il contiendra les larmes, qui ne viendront plus macé-
rer la peau et entretenir la chronicité des blépharites. Il
est vrai, cependant, qu'un traitement pré-opératoire mé-

thodique, pansement lacrymal, soins donnés aux cils malades, à la conjonctive, etc., nous a préparé les voies et que
le résultat ne peut être excellent qu'à cette condition ;
nous ne saurions trop y insister.

Au point de vue anatomique, l'opération est parfaite en
ce qu'elle replace dans leurs rapports normaux tous les
éléments de la paupière, facilitant ainsi leurs fonctions
respectives.

La peau reste intacte, elle garde donc toute sa mobilité ;
ses plis restent fixes car les fibres musculaires lisses qui
s'insèrent à sa face profonde n'ont pas été lésées et, de ce
fait, continuent à favoriser l'ouverture des paupières. Enfin, redressée sans section ni raccourcissement, elle pourra
se lever ou s'abaisser normalement sous la contraction du
releveur ou de l'orbiculaire intacts.

Le tarse, dans les cas moyens, est redressé mécaniquement sans section et tend ainsi à redonner à la paupière son aspect général normal. L'incision intermarginale n'a intéressé que le tissu cellulaire lâche pré-tarsal
et n'a donc pas détruit, si haut qu'on l'ait poussée, l'insertion du releveur palpébral, non plus que celle des ligaments latéraux. L'axe de rotation de la paupière dans les
mouvements d'élévation reste intégral. La conjonctive
seule, sans résection pourtant, est attirée vers l'axe de la
fente palpébrale ; d'ailleurs, le cul-de-sac est assez riche
en étoffe pour permettre cette traction.

Le couteau ne les ayant pas touchés, les follicules pileux,
les glandes pilo-sébacées et sudoripares de Zeiss et de
Moll continuent à fonctionner ; il en est de même des
glandes de Meibomius, puisqu'on respecte le tarse.

Voyons maintenant les modifications produites au niveau de nos surfaces de section.

Notre incision a porté, nous le savons, dans le tissu conjonctif cellulaire lâche qui sépare le tarse de l'orbiculaire :
les deux vannes, accolées et fixées dans leurs nouvelles
positions, ne tardent pas à se coapter par une sérosité qui
renferme de nombreuses cellules embryonnaires. Les fibres
synaptiques de Ranvier continuent l'accolement et, par
leur transformation, vers le sixième jour, en fibres conjonctives adultes, concourent avec les cellules conjonctives à constituer un nouveau tissu conjonctif d'union. C'est
donc une réunion par première intention avec tous ses
avantages.

Il n'en est pas de même au niveau du bord libre des
paupières, car notre couteau y a porté de profondes modifications.

La bande de tissu cellulaire prétarsal, comprise entre les
bords libres de la vanne antérieure et de la vanne postérieure, va se recouvrir d'une membrane granuleuse for-
mée de cellules rondes avec peu de substance fondamen-
tale et quelques vaisseaux néoformés. Les cellules rondes
sont pour la plupart de grosses cellules épithélioïdes, for-
matrices du tissu de granulation, auxquelles est dévolue
la propriété de former le tissu conjonctif.

Bientôt ces cellules émettent des prolongements qui
s'allongent de plus en plus, se ramifient et vont s'unir
à d'autres prolongements.

Ces cellules se transforment ensuite en fibrilles conjonctives, pour former le tissu inodulaire, aussi dense que
le derme du bord libre normal. On y retrouve des fibres
conjonctives, des fibres élastiques, des cellules fixes.

Le derme se reconstitue donc et va bientôt se recouvrir
d'épiderme.

L'épiderme ne peut être formé par ce tissu inodulaire ;
en doit admettre qu'il vient de celui qui recouvre le bord

libre des deux vannes. Comment ? On ne peut penser au glissement épithélial, les lèvres de la plaie sont trop éloignées.

Restent les hypothèses de la greffe et de la prolifération cellulaire.

Sans vouloir rien présumer avant que le laboratoire ne soit venu nous confirmer les faits expérimentalement, nous estimons qu'il est possible qu'au moment de notre incision, qui se fait en mouvement de scie, nous le rappelons, des cellules épidermiques soient arrachées et transportées sur le tissu cellulaire pré-tarsal, où elles ne tarderont pas à se greffer et à proliférer vivement.

Il est possible aussi que notre tissu inodulaire se recouvre d'épiderme par prolifération cellulaire en partant des bords de nos vannes.

Quoi qu'il en soit, notre surface, cruentée les premiers jours, est bientôt recouverte d'épithélium.

Par la suite, cette surface diminue singulièrement de volume, puisque les malades que nous avons pu revoir présentaient un bord marginal presque normal, sur lequel il aurait été difficile de faire la part de l'opération si nous n'avions eu en mains l'observation clinique.

Cette reconstitution est sous la dépendance de la rétractilité qui se produit dans tout tissu cicatriciel. Cette coarctation a pour effet de rapprocher le bord libre de la vanne antérieure du bord libre de la vanne postérieure, réduisant ainsi notre surface cruentée a de justes proportions. Ce fait doit nous inciter à dépasser, au moment de l'opération, les limites que nous voulons atteindre dans la mobilisation des vannes.

La coarctation du tissu inodulaire nous explique aussi comment se fait le redressement du tarse en sens inverse

de son incurvation et comment, dans les cas de courbure
exagérée, ce redressement ne peut avoir lieu.

Ce remaniement de la cicatrice est lent ; il se poursuit
durant de longs mois, aussi nos photographises, prises en

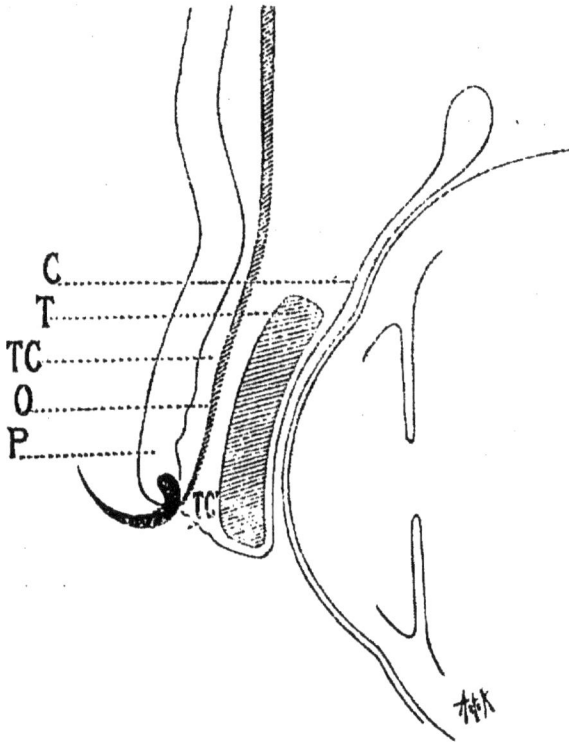

Figure 4. — Schématique.
Entropion corrigé.

P, Peau — O. Orbiculaire. — TC. Tissu conjonctif lâche. — T. Tarse. — C. Conjonctive palpébrale. — TC' Tissu cicatricie'.

général une quinzaine de jours après l'opération, ne peu-
vent-elles nous donner une idée exacte de la reconstitution
du plateau ciliaire.

Les résultats esthétiques et fonctionnels sont excellents,

c'est donc que la valeur pathogénique du procédé est grande. Nous allons voir, en effet, en examinant comment il remplit les indications de l'entropion et du trichiasis, que le principe du procédé en vanne est rationnel.

Les indications premières que doivent remplir tous les procédés, sous peine d'inanité de l'effort fourni, ont été longuement détaillées dans le chapitre des soins préopératoires ; nous n'y insisterons pas, leur réalisation n'étant en aucune façon fonction de l'opération elle-même mais de l'opérateur.

Nous avons vu que la généralité de nos opérés sont des granuleux, c'est en nous plaçant au point de vue des lésions organiques que crée le trachome que nous ferons l'étude critique du procédé.

La première indication est de relever la peau palpébrale, c'est-à-dire la lame cutanée et le sol ciliaire qui lui adhère.

Notre vanne antérieure relevée à la paupière supérieure, abaissée à l'inférieure, répond parfaitement à ce desideratum, tout comme, d'ailleurs, les opérations de Desmarres, de Desjardins, qui enlèvent une languette cutanée ; de Holtz, qui fixe le sol ciliaire au bord supérieur du tarse et de quelques autres (Brach, Deval, Fano).

Cependant ce relèvement de la peau palpébrale est secondaire, et un procédé qui n'aurait que ce redressement pour but serait défectueux.

Il s'agit ensuite de porter en avant le sol ciliaire en reconstituant un bord marginal. Le procédé en vanne remplit exactement cette nouvelle indication. En effet, notre vanne antérieure, qui comprend, on s'en souvient, la peau et le muscle orbiculaire, est relevée (à la paupière supérieure) et fixée en cette nouvelle position par des points en capiton ; les cils, implantés sur cette lame, ont suivi naturellement le mouvement d'ascension. Ils ne viennent déjà plus, en cette position, frotter contre la cornée ; mais, en outre, la marge ciliaire reconstituée, là lame postérieure abaissée, forment une barrière contre l'incursion des cils.

La tarso-marginoplastie remplit aussi exactement cette

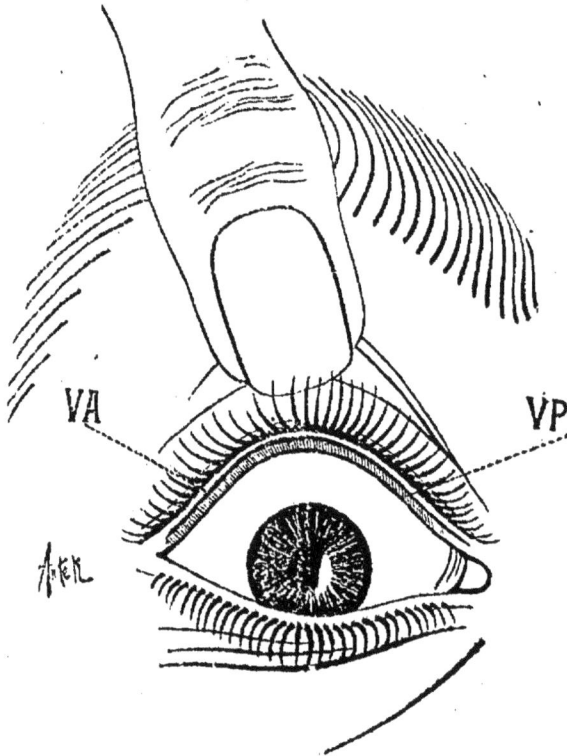

Figure 5. — Demi-schématique.
Entropion corrigé (après cicatrisation).
V.A. Vanne antérieure. — VP. Vanne postérieure.

indication ; les procédés de Jæsche-Arlt, Gayet, Spencer-Watson, von Millingen, Jacobson, Dianoux, etc., rejettent aussi le sol ciliaire en avant, en augmentant l'étendue de la lame postérieure et fabriquent par leur lambeau une marge ciliaire nouvelle.

Cependant, laissant de côté tout le difficile de la taille du lambeau, l'aléa de sa vitalité, cette interposition d'un tissu nouveau reconstitue une marge artificielle, tandis que le procédé en vanne nous la donne naturelle, par « reviviscence » de l'ancienne, si l'on peut ainsi s'exprimer.

Reste la troisième indication, dont on dit qu'elle est la clé de tout procédé ; le redressement du tarse ; si celui-ci n'est pas redressé, l'opération échoue ou bien il se produit une récidive.

Le procédé en vanne redresse le tarse, si on ne l'applique pas à des cas extrêmes que nous saurons dégager, et sa valeur, à ce point de vue, ne le cède en rien aux procédés de Richter, von Ammon, Streatfield, Lagleyze, Anagnostakis-Panas.

La rétractilité du tissu inodulaire cicatriciel, au niveau du tissu conjonctif lâche prétarsal mis à nu, contrebalance la voussure pathologique du tarse en le courbant en avant en même temps que le plastron cicatriciel, résultant de la soudure des deux vannes vers le bord adhérent, la redresse mécaniquement.

CHAPITRE VI

AVANTAGES.INDICATIONS.CONTRE-INDICATIONS
DU PROCÉDÉ EN VANNE

AVANTAGES. — Les nombreuses observations que nous avons résumées en tableaux synoptiques, la description que nous avons faite de la technique opératoire, montrent bien tous les avantages du procédé du professeur True.

Sa facilité d'exécution, lorsqu'on s'attache à décomposer nettement tous les temps, le rend appréciable au débutant à qui il suffit de le voir faire une fois pour le pratiquer en toute sécurité.

Cependant, il faut bien se pénétrer de la nécessité de tracer une incision correcte, laissant tous les cils en avant, de scier les vannes perpendiculairement, de les dégager vers le bord adhérent en suivant une ligne horizontale, jamais courbe, de les mobiliser suffisamment, sans craindre d'exagérer.

Ces points de détail sont importants, mais leur réalisation est chose facile, ce qui distingue le procédé de beaucoup d'autres.

A la facilité s'ajoute la rapidité de l'exécution ; en dix bonnes minutes, en effet, on peut faire une incision, un dédoublement, une fixation et poser un pansement. Cette rapidité permet bien souvent de s'abstenir d'anesthésie générale.

Les fils posés, on est tranquille, rien ne viendra détruire les rapports nouveaux de nos vannes. Les sutures sont solides, elles résisteront à tout accident, le malade une fois opéré peut descendre tout seul de la table d'opération et regagner son domicile sans crainte.

Indications. — Le procédé en vanne, si simple, si élégant, a des indications bien nettes, et partant des contre-indications.

Les indications sont très nombreuses ; elles sont tirées tout aussi bien de l'entropion granulaire avec trichiasis, que de l'entropion cicatriciel par suite de pemphigus, de conjonctivite diphtéritique, de brûlures par les acides, la chaux, etc., de traumatismes, de corps étrangers. La technique opératoire est identique dans tous les cas ; seul, le « dosage » de la mobilisation des vannes varie suivant l'intensité du processus morbide.

On peut l'employer aussi avec quelques chances de succès dans l'entropion spasmodique *ex vacuo*, lorsque le globe absent ne soutient plus les paupières et que les contractions de l'orbiculaire enroulent la paupière en dedans.

Le procédé en vanne est tout aussi facile qu'il se pratique à la paupière supérieure ou à la paupière inférieure, et les résultats opératoires, esthétiques et fonctionnels, sont tout aussi parfaits.

Enfin, il n'est pas nécessaire que l'entropion ou le trichiasis soit total pour ressortir du procédé en vanne ; on peut voir, en parcourant nos observations, qu'il s'applique tout aussi bien et d'une manière tout aussi satisfaisante à l'entropion trichiasique partiel, médian ou latéral.

Nous voyons que les indications du procédé sont étendues ; cependant, c'est dans l'entropion trichiasique vra-

4

nulaire qu'il donne le plus de satisfaction, tant par les résultats acquis que par le contentement des malades.

Les récidives, les résultats défectueux, nous tenons à le dire encore, sont imputables à des fautes de technique ou à l'inexpérience opératoire ; en se mettant à l'abri de ces causes secondes, l'on peut être assuré, toujours, de la beauté du résultat.

CONTRE-INDICATIONS. — Cependant, il est utile, indispensable même, de choisir ses cas, et ceci nous amène à parler des contre-indications que comporte le procédé.

En général, on s'abstiendra de l'employer dans l'entropion spasmodique des vieillards, surtout chez les sténodermiques.

De même, dans les entropions d'un degré léger, il est préférable de recourir à d'autres procédés, à la cautérisation par exemple, beaucoup plus simple dans son exécution et d'une valeur opératoire aussi bonne dans ce cas.

Lorsqu'on se trouve en présence d'une atrophie considérable de la conjonctive et du tarse, la mobilisation de la vanne postérieure devient très difficile, sinon impossible; l'étoffe manquant au niveau du cul-de-sac et ne permettant pas d'attirer la vanne tarso-conjonctivale, le résultat serait défectueux.

Lorsque le tarse est très incurvé, dans l'ophtalmie granuleuse très ancienne et très violente par exemple, le procédé du professeur Truc ne sera pas suffisant pour le redresser; le plastron cicatriciel n'aura pas la vigueur nécessaire, la coarctation qui suit la cicatrisation n'arrivera pas à corriger cette courbure exagérée, aussi rejetterons-nous le procédé en ce cas. On pourrait, à la rigueur, inciser le tarse, comme dans le procédé de Panas, mais le résultat ne serait pas satisfaisant, et il vaut mieux s'en abstenir.

Enfin, il faut que la paupière soit relativement indemne d'opérations antérieures ; il n'est pas bon d'essayer la reconstitution d'une paupière entropionnée par récidive. Quand le malade a été « tripoté » longuement, lorqu'il y a trop de cicatrices sur la paupière ou sur le bord marginal, lorsqu'il n'y a pas assez d'étoffe en avant ou en arrière, il est préférable de ne pas s'adresser au procédé en vanne ; on s'exposerait à des déboires.

OBSERVATION PREMIÈRE (n° 2159). *Planche I*

O D G Conjonctivite granuleuse. Entropion trichiasis total des paupières
supérieures. Procédé en vanne O D G

Félicie R..., 23 ans, ménagère, Aubord (Gard). Entre à la Clinique ophtalmologique le 3 novembre 1903, pour douleurs, photophobie, larmoiement, inflammation des paupières des deux yeux.

Le père a eu la cataracte aux deux yeux.

Elle-même a eu la rougeole à l'âge de 3 ans et souffre des yeux depuis sa plus tendre enfance, avec des périodes de calme et des périodes de recrudescence.

Ophtalmie granuleuse ancienne ODG.

Actuellement :

Du côté droit, la paupière supérieure est rouge, enflammée. L'arête palpébrale postérieure est émoussée.

Le bord palpébral s'enroule en dedans. Les cils viennent frotter contre la cornée. Le point lacrymal est éversé en dedans. La malade larmoie constamment.

La conjonctive palpébrale est fortement injectée et sécrète du muco-pus abondant qui nage en flocons dans les larmes.

On note sur la conjonctive palpébrale supérieure des lésions granuleuses cicatrisées.

La conjonctive bulbaire est injectée.

La cornée est trouble, surtout dans sa partie supérieure.

Leucomes centraux.

Léger cercle périkératique, iris légèrement décoloré.

Du côté gauche, on note les mêmes lésions, avec, en moins, l'iritis.

VOD = 0,1 ; VOG = 0,4. Astigmatisme irrégulier.

Traitement : grands lavages chauds. Pommade jaune ODG. Atropine OD.

Le 4 novembre, pansement lacrymal ODG, en haut et en bas. Incision des points lacrymaux inférieurs. Epilation des cils qui viennent frotter contre la cornée.

Le 6 novembre, l'iritis est guérie. La malade prend 4 cueillerées de Bromidia par jour.

Le 10 novembre, opération par le procédé en vanne.

Instillation de cocaïne dans les deux yeux.

Injection de cocaïne en solution dans le bord libre des paupières supérieures.

OD. — Incision partant du point lacrymal jusqu'au canthus externe. Dédoublement en vanne de la paupière. Élévation de la vanne antérieure, abaissement de la vanne postérieure. Blépharopexie en cette position par trois points de suture : un médian, deux latéraux. Pansement humide compressif.

OG. — Même opération.

Le 12 novembre, on refait le pansement humide.

Le 14 novembre on refait le pansement ; on enlève le point de suture médian.

Le 16 novembre, on enlève les deux autres points de suture : pansement humide.

Les plaies opératoires ont bonne apparence.

Le 20 novembre, pansement sec.

Le 5 décembre, résultat opératoire excellent des deux côtés. La malade est photographiée.

Le 20 mars 1904, la malade est revue.

Le bon résultat persiste. La malade est photographiée à nouveau.

Observation II (2053). *Planche II*

O D G. Ophtalmie granuleuse ancienne. Entropion trichiasis total des paupières supérieures et inférieures. Procédé en vanne

Marguerite B..., 36 ans, couturière, St-Laurent-de-la-Salanque (Pyrénées-Orientales), entre à la clinique le 20 juin 1903 pour larmoiement, blépharospasme, ODG.

Antécédents héréditaires, nuls.

Antécédents personnels : bonne santé habituelle. A toujours eu une vue très basse.

Depuis l'âge de 7 à 8 ans souffre des yeux : cuisson, rougeur.

larmoiement par périodes de quelques semaines ou de quelques mois. Mais depuis l'âge de 20 ans environ les poussées sont plus fréquentes, le larmoiement plus abondant. Tous les jours, larmoiement plus marqué le matin.

La malade a de l'ozène.

Examen : VOD = 0,1 — 5 = 02

Astig. irrégulier.

VOG = 4/50 — 8 = 0,2.

ODG. Les paupières supérieures et inférieures sont presque dépourvues de cils.

Les bords palpébraux s'enroulent en dedans ; la malade ne peut ouvrir les paupières qu'avec peine.

La conjonctive palpébrale supérieure des deux paupières est épaissie et diminue d'autant les deux culs-de-sac.

On note à ce niveau des cicatrices blanches de trachome.

La malade larmoie constamment.

A droite, la cornée est trouble dans toute son étendue, avec gérontoxon marqué à la partie supérieure. Un peu au-dessous du centre de la cornée on note quelques points de xérosis.

La chambre antérieure, l'iris, le fond d'œil sont normaux.

A gauche la cornée est trouble.

Le fond d'œil est normal.

20 *juin* : la malade prend 2 cuillerées de Bromidia au 1/3 par jour. Pansement lacrymal ODG.

29 *juin* : anesthésie régionale à la cocaïne en injection.

Procédé en vanne aux quatre paupières. Incision. Mobilisation des vannes. Blepharopexie muco-cutanée par deux points de suture à chaque paupière.

Le 9 juillet, on enlève les fils des paupières supérieures. Le résultat est excellent aux paupières supérieures, bon pour les paupières inférieures. La malade est photographiée.

Le 12 juillet, on enlève les fils des paupières inférieures.

Pansements journaliers : cocaïne, atropine, pommade jaune.

Le 1er août, la malade sort considérablement améliorée.

Observation III (2119). *Planche III*

O D G. Conjonctivite granuleuse avec entropion et trichiasis des paupières
supérieures

Albert B..., 16 ans, Villeveyrac (Hérault), entre à la clinique
le 3 septembre 1903 pour rougeur, inflammation, larmoiement,
photophobie ODG.

Antécédents héréditaires : le père et la mère sont des granuleux.

Antécédents personnels généraux : diphtérie laryngée à l'âge
de 6 mois. Rougeole à l'âge de 6 ans.

Antécédents personnels oculaires : souffre des yeux depuis
l'âge de un mois. Granulation des deux yeux.

Etat actuel :

O D G. Bords palpébraux rouges et enflammés. Paupières épais-
sies. Le malade a de la photophobie et du blépharospasme. Les
paupières supérieures présentent de l'entropion et du trichiasis
partiel médian. Les cils frottent sur la cornée.

Les conjonctives palpébrales supérieures sont injectées et far-
cies de granulations.

La cornée est trouble des deux côtés, présente à droite un cercle périkératique marqué. L'iris du même côté est décoloré.

Les voies lacrymales sont obstruées. ODG.

Traitement : ODG.

Pansement lacrymal. Incision des points lacrymaux. Arra-
chement des cils. Cocaïne. Frottage au sublimé des conjonctives
palpébrales supérieures. Pommade jaune. OD, atropine.

Le malade sort le 27 septembre pour rentrer le 12 novembre.

La conjonctivite granuleuse est guérie.

Les cornées présentent des leucomes diffus.

Les paupières supérieures sont toujours entropionnées et trichiasiques.

Traitement :

Bromidia matin et soir, 1 cuillérée à soupe. Grands lavages tiè-
des. Pommade jaune. Pansement lacrymal.

Le 18 novembre, anesthésie locale.

Procédé en vanne aux deux paupières supérieures. Incision partant du milieu du tiers externe et venant affleurer le point lacrymal. Elévation des vannes antérieures. Blépharopexie par deux points de suture à droite, un point à gauche. Pansement humide.

Le 24 novembre, on enlève les points de suture. Pansement sec.

Le 1er décembre, le malade est mis sortant ; résultat excellent.

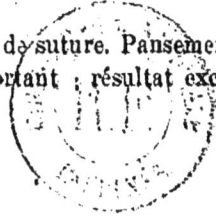

PLANCHE I

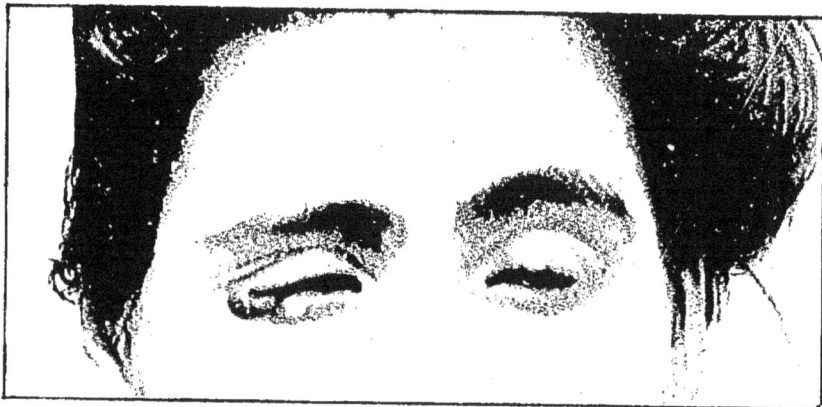

A — Avant l'opération.

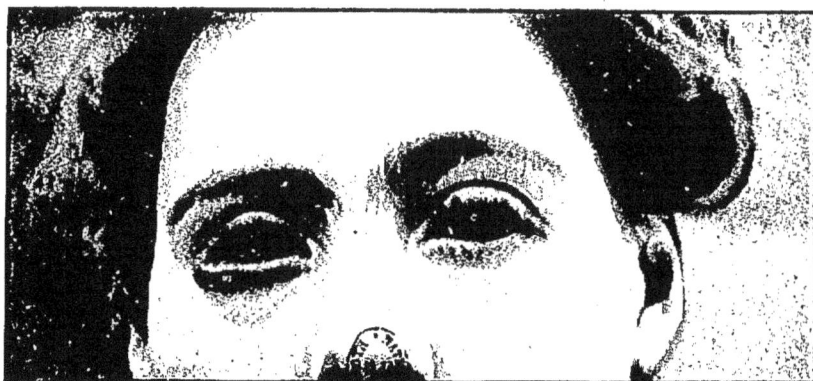

B — Après l'opération.

Félicie R. — OBSERVATION Nº 2159.

O D G. Conjonctivite granuleuse. Entropion et trichiasis des paupières inférieures.

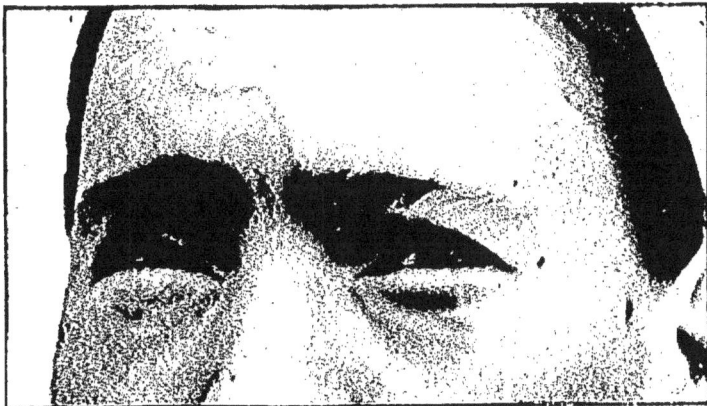

A — Avant l'opération.

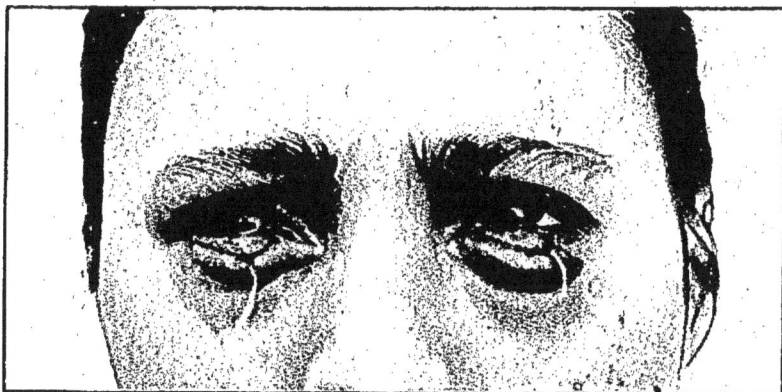

B — 8 jours après l'opération.

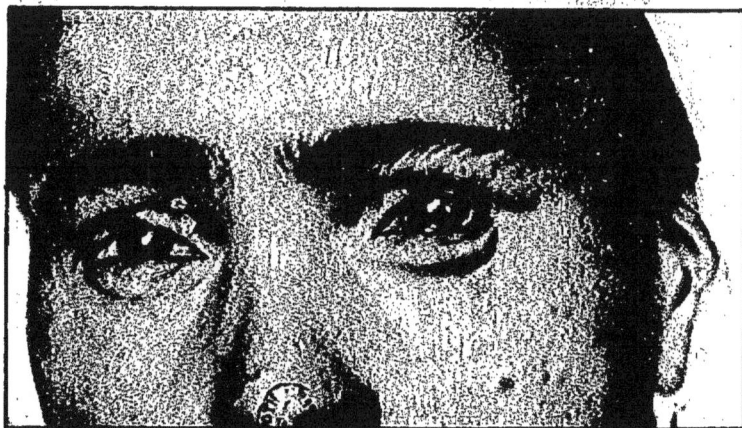

C — 2 mois après l'opération.

Marguerite B. — OBSERVATION N° 2053.

O D G, Entropion-trichiasis total des paupières supérieures et inférieures.

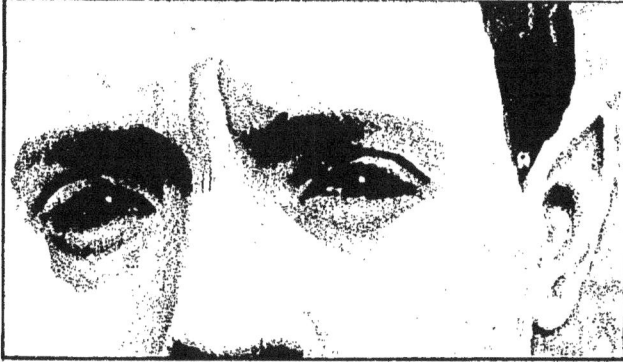

A — Avant l'opération.

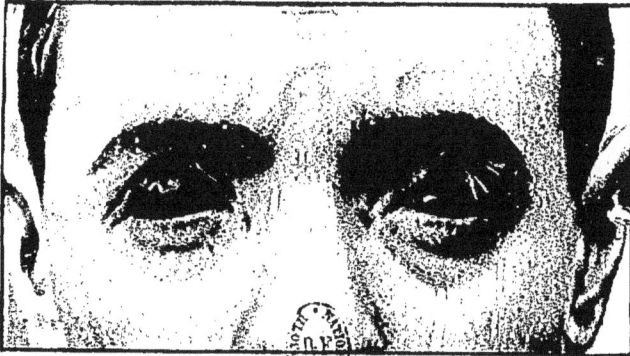

B — Après l'opération.

Albert B. — OBSERVATION N⁰ 2119.

O D G. Conjonctivite granuleuse   Entropion et trichiasis des paupières supérieures

Opérations de l'entropion par le propédé en vanne (Clinique Ophtalmologique de Montpellier)

N° de l'observation	Année	Noms	Domicile	Sexe	Age	Profession	Antécédents généraux	Antécédents oculaires	Diagnostic	Intervention	Résultats opératoires	Complications opératoires
543	1898	Albertine C.		F.				Ophtalmie granuleuse.	Trichiasis de la paupière inférieure gauche.	Proc. en vanne.	Bon	
662	1898	Suzanne B.		F.				Ophtalmie granuleuse.	Trichiasis des 2 paupières inférieures.	Proc. en vanne.	Bon	
783	1898	Philomène A.		F.				Ophtalmie granuleuse.	O D Trichiasis paupière inférieure.	Proc. en vanne.	Bon	
	1899	Madame I.		F.		Repasseuse.		Ophtalmie granuleuse.	O D G Trichiasis de la paupière inférieure.	O D G Pr. en vanne.	Bon	
838	1899	Christine D.	Cornus.	F.	32	Ménagère.		O G Atrophie optique.	O G Trichiasis, entropion.	O G Relèv. en vanne.	Bon	
970	1899	Irma A.	Montpellier.	F.	29	Repasseuse.		O D G Granulations.	O D G Trichiasis.	O D G Pr. en vanne.	Bon	
1113	1900	Marguerite R.	Montpellier.	F.	42	Ménagère.		O D G Granulations.	O D G Entropion et trichiasis.	O D G Pr. en vanne.	O D Médiocre O G Bon	
1192	1900	Marie B.	Alais.	F.	26	Repasseuse.	Lymphatique.	O D G Œil saillant. Myope.	O D G Entropion lacrymal.	O D G Pr. en vanne.	Bon	
1242	1901	Marie B.	Murat-s-Vèbre.	F.	63	Ménagère.			O D Entropion et trichiasis.	O D Pr. en vanne.		
1267	1901	Marie P.	Montpellier.	F.	35	Tailleuse.	Crises nerveuses dans son enfance.	O D G Leucomes.	O D G Entropion.	O D Pr. de Jaesche. O G Pr. de Gayet.	Bon	
1350	1902	Jeanne M.	Orange	F.	6	Ecolière.		Souffre des yeux depuis l'enfance.	O D G Trichiasis chez une granuleuse.		Médiocre.	
1620	1902	Joannin A.	Montpellier.	H.	33	Cordonnier.		Etat lacrymal.	O D G Entropion lacrymal. Trichiasis.	O D G Pr. en vanne.	Bon	
1618	1902	Gabriel B.	Lunas.	H.	31	Mineur.		Souffre des yeux depuis 1 an	O D G Trichiasis lacrymal.	O D G Pr. en vanne.		
1675	1902	Victorine C.	Montpellier.	F.	42	Cuisinière.	Arthrite bacillaire à 6 ans.	Granulations.	O D G Trichiasis chez une granuleuse.	O D G	—	
1603	1902	Xavier V.	Montpellier.	H.	58	Journalier.		Souffre des yeux depuis l'enfance.	O D G Trichiasis chez un granuleux.	O D G	—	
1795	1902	Fernand C.	Montpellier.	H.	1 1/2	Homme de peine.	Spécificité.		O G Trichiasis.	O G	—	
1873	1903	Louis E.	Montpellier.	H.	32		Variole.	Granulations, épisclérite.	O G Trichiasis paupière sup.	O G	Excellent.	
1889	1903	Marguerite R.	Montpellier.	F.	45	Journalière.		Photophobie pendant grossesse sans cause apparente	O D G Trichiasis lacrymal.	O D G	Bon	
19	1903	Marie B.	Fabrègues.	F.	46	Ménagère.	Variole, Rhumatisme.	A été opérée de trichiasis il y a 14 ans.			Bon	
1927	1903	Félicie P.	Montpellier.	F.	37	Ménagère.	Faible constitut.	Granulations depuis 7 ans.	O D G Trichiasis.	O D G	Bon	
2053	1903	Marguerite B.	St-Laur-de-la-Salanque	F.	36	Couturière.		Granulations.	O D G Trichiasis.	O D G	Bon	
3119	1903	Albert B.	Villeveyrac.	H.	16	S. P.	Diphtérie laryngée, rougeole, Rougeole.	Granulations, kératite interstitielle.	O D G Trichiasis d. paupières sup.	O D G	Bon	
2159	1903	Félicie B.	Aubord.	F.	23	Ménagère.		Granulations.	O D G Trichiasis lacrymal.	O D G	Bon	
2325	1904	Clémence V.	Villalongue-de-Salanque.	F.	35	Journalière.		Granulations.	O D G Trichiasis et entropion.	O D G	Bon	
2310	1904	Thérèse M.	Hyères.	F.	37	Lessiveuse.	Fluxion de poitr.	O D G Larmoiement.	O D G Trichiasis, Entropion.	O D G	Médiocre.	
2327	1904	Françoise T.	Saint-Pons.	F.	55	Lingère.	Variole, rhumatisme.		O D G Trichiasis, Entropion.	O D G	Bon	
2363	1904	Gabriel G.	Roves.	H.	17	Cultivateur.	Fièvre paludéenne.	Granulations.	O D G Trichiasis.	O D G	Bon	

Opérations de l'entropion par le procédé en vanne (Clinique Ophtalmologique de Montpellier)

N° de l'observation	Années	Noms	Domicile	Sexe	Age	Profession	Antécédents généraux	Antécédents oculaires	Diagnostic	Intervention	Résultats opératoires	Complications opératoires
2938	1906	Léon S.	Cette.	H.	30	Canotier.		O D Ablation glande lacry-male. Granulations.	O D Entropion trichiasis	O D Proc. en vanne.	Bon	
2968	1906	Hortense V.	Montpellier.	F.	26	Domestique.		Granulations, trichiasis.	O D G Entropion.	O D G —	Bon	
2906	1906	Gaston J.	Gignac.	H.	45	Maquignon.		O D Leucomes.	O D Entropion trichiasis	O D —	Bon	
3015	1906	Emmanuel B.	Nefilès.	H.	35	Cultivateur.		Granulations.	O D G Entropion.	O D G —	Bon	
3121	1905	Thérèse M.	Hyères.	F.	53	Lessiveuse.	Fluxion de poitr.	Granulations.	O D G Entropion tri-chiasis.	O D G —	Bon	
3150	1906	Marie D.	Montpellier.	F.	31	Infirmière.		O G énucléé.	O G Artificiel ne tient plus.	O G —	Bon	
3338	1907	Michel B.	Montpellier.	H.	38	Terrassier.		Granulations.	O D G Trichiasis.	O D G —	Bon	
3316	1907	Thérèse R.	Montpellier.	F.	56	Ménagère.		Granulations.	O D G Entropion tri-chiasis.	O D G —	Bon	
3385	1907	Brigitte C.	Cette.	F.	24	Ménagère.		Granulations.	O D G Trichiasis.	O G —	Bon	
3457	1907	Marie B.	Montpellier.	F.	70	Couturière.		Leucomes.	O G Entropion trichiasis	O G —	Bon	
3177	1907	Gustave G.	Montpellier.	H.	21	Infirmier.		Etat lacrymal.	O D G Trichiasis.	O D —	Bon	
3515	1907	François K.	Pologne.	H.	70	Agronome.	Asthme	Granulations.	O D G Trichiasis.	O D —	Bon	
3521	1907	Auguste R.	Montpellier.	H.	44	Scieur de bois.	Pneumonie	Granulations, Staphylome.	O D G Trichiasis kérato-irttis.	O D G —	Bon	
3570	1907	Vincente J.	Montpellier.	F.	28	Ménagère.	Variole Récours opérées du trichiasis p.c.v.	Granulations, Leucomes.	O D G Trichiasis p. su-pér.	O D G —	Excellent	
3548	1907	Ferdinand P.	Bessèges.	H.	51	Surv. aux Forges.		O G Panophtalmie.	O G Symblepharon en-tropion p. sup.	O G —	Excellent	
3852	1907	Elisabeth V.	Ganges.	F.	43	Cuisinière.		O D G Granulations.	O D Trichiasis, kérato-iritis. Dacryocystite. Cataracte.	O D —	Bon	
3928	1908	Basile B.	Narbonne.	H.	50	Entonneur.	Fièvre typhoïde Congestion pulm. Pneumonie	O D G Granulations.	O D G Trichiasis entro-pion.	Procédé en vanne.	Bon	
4106	1909	Marie M.	Pierrefite.	F.	49	S. P.		O D Conjonct. phlyctenulaire O G Granulations.	O G Trichiasis pannus.	O G Proc. en vanne.	Bon	
4111	1909	Laurent G.	Villelongue (P.-O.).	H.	42	Cultivateur.		O D G Granulations.	O D G Trichiasis. Kéra-tite panneux.	O G —	Bon	
4143	1909	Elisabeth Q.	Florensac.	F.	78	S. P.		O D Glaucome. O G Granulations.	O G Entropion.	O G —	Bon	
4139	1909	Léonie M.	Cette.	F.	40	S. P.		O D G Opht. granuleuse.	O D Trichiasis.	O D —	Bon	
4210	1909	Marie G.	Arles.	F.	70	Ménagère.		O D G Cataracte. Opht. granuleuse.	O D G Entropion tri-chiasis p. inf.	O D G —	Bon	
4299	1909	Jean S.	Prades (Ardèche).	H.	76	Cultivateur.		O D G Cataracte c. granu-leuse. Blépharite.	O D Entropion p. inf.	O D —	Bon	
4334	1909	Claudine R.	Pachan (P.-O.).	F.	72	S. P.		O D G Opht. granuleuse.	O D G Entropion tri-chiasis.	O D G —	Médiocre	
4170	1909	Françoise A.	Agde.	F.	41	Ménagère.		O D G Opht. granuleuse.	O G Entropion trichia-sis p. i.	O D G —	Bon	
4495	1909	Guilhem S.	St-Guilh.-l-Désert.	H.	75	Propriétaire.		O D G Cataracte. Opht. gra-nuleuse.	O G Entropion trichia-sis p. i.	O G —	Bon	
4585	1910	Marie C.	Montpellier.	F.	40	Chapelière.	Surdi-mutité	O D G Trachome. Dacryo-cystite muco-purulente	O G Entropion trichia-sis p. i.	O G —	Bon	
4606	1910	Marguerite G.	Millau.	F.	34	S. P.	Paralysie faciale Rétrécissement uttral	O D G Opht. granuleuse.	O D G Entropion tri-chiasis.	O D G —	Excellent	
4857	1910	Laurence A.	Montpellier.	F.	21	Ouvr. en bougie		O D G Trachome.	O D G Kérato-conjonctivite, trichiasis.	O D —	Bon	
4881	1910	Thérèse P.	Saint-Affrique.	F.	39	Ménagère.	Variole, Influenza	O D G Trachome.	O D G Entropion tri-chiasis p. s.	O D G —	Excellent	

CONCLUSIONS

Le procédé en vanne dans l'entropion consiste :

1° Dans le dédoublement de la paupière en deux lames : l'une antérieure musculo-cutanée, l'autre postérieure tarso-conjonctivale ;

2° Dans le glissement en vanne, l'une au devant de l'autre, de ces deux lames ;

3° Dans une blépharopexie muco-cutanée de façon à établir entre ces deux lames des rapports qui ne permettent plus au bord de la paupière de se retourner en dedans.

C'est un procédé de choix dans l'opération de l'entropion cicatriciel, mais son indication principale est tirée de l'entropion granuleux avec trichiasis.

Il est contre-indiqué dans l'entropion avec sténose conjonctivale excessive, avec cicatrices volumineuses du bord ciliaire, avec voussure exagérée du tarse.

Il constitue une opération rationnelle d'une grande valeur pratique.

Il est rapide, élégant, facile ; ses résultats esthétiques et fonctionnels sont excellents et surtout durables.

BIBLIOGRAPHIE

DELORD et REVEL. — Le traitement de l'entropion et du trichiasis par le procédé en vanne. *Annales d'oculistique*, mai 1908.

FROMAGET. — Le procédé en vanne (*Compte rendu de la Société d'anatomie et de physiologie de Bordeaux*, mai 1898, d'après Delord et Revel).

TRUC. — Le procédé en vanne dans l'opération de l'entropion. — *Leçon clinique* (inédite), mai 1911.

SENÈS. — Traitement de l'entropion et du trichiasis de la paupière inférieure. *Thèse Montpellier*, 1901.

VALUDE. — Article Technique chirurgicale. Opérations sur les paupières, page 168. *Encyclopédie française d'ophtalmologie*, tome IX (1ʳᵉ édition), 1910.

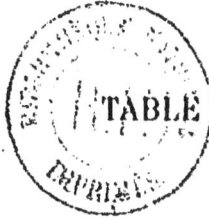

TABLE DES MATIÈRES

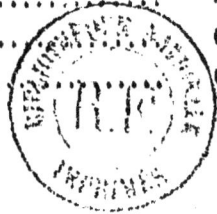

SERMENT

En présence des Maîtres de cette Ecole, de mes chers con-
disciples, et devant l'effigie d'Hippocrate, je promets et je jure,
au nom de l'Être suprême, d'être fidèle aux lois de l'honneur
et de la probité dans l'exercice de la Médecine. Je donnerai
mes soins gratuits à l'indigent, et n'exigerai jamais un salaire
au-dessus de mon travail. Admis dans l'intérieur des maisons,
mes yeux ne verront pas ce qui s'y passe ; ma langue taira les
secrets qui me seront confiés, et mon état ne servira pas à
corrompre les mœurs ni à favoriser le crime. Respectueux et
reconnaissant envers mes Maîtres, je rendrai à leurs enfants
l'instruction que j'ai reçue de leurs pères.

Que les hommes m'accordent leur estime si je suis fidèle
à mes promesses ! Que je sois couvert d'opprobre et mé-
prisé de mes confrères si j'y manque !

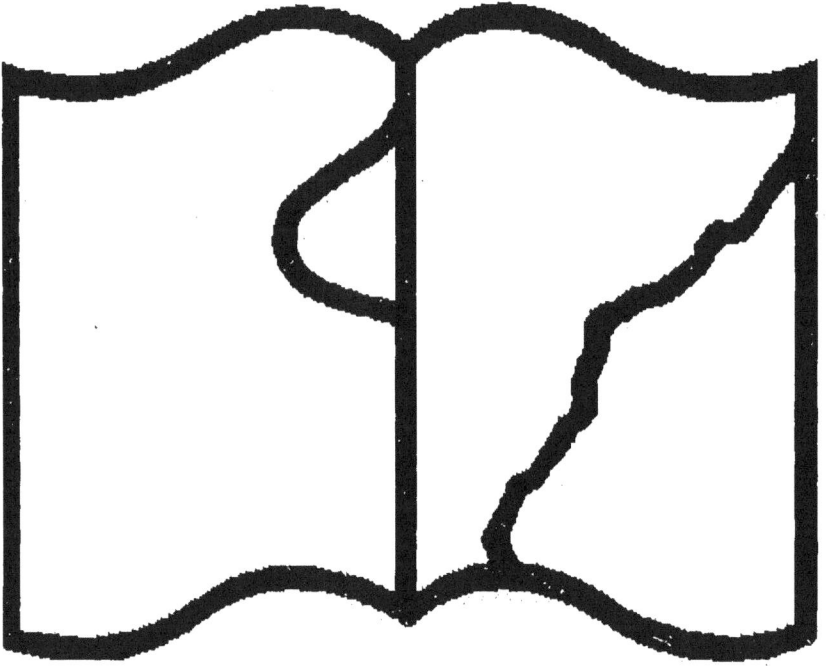

Texte détérioré - reliure défectueuse

NF Z 43-120-11

www.ingramcontent.com/pod-product-compliance
Lightning Source LLC
Chambersburg PA
CBHW070806210326
41520CB00011B/1851